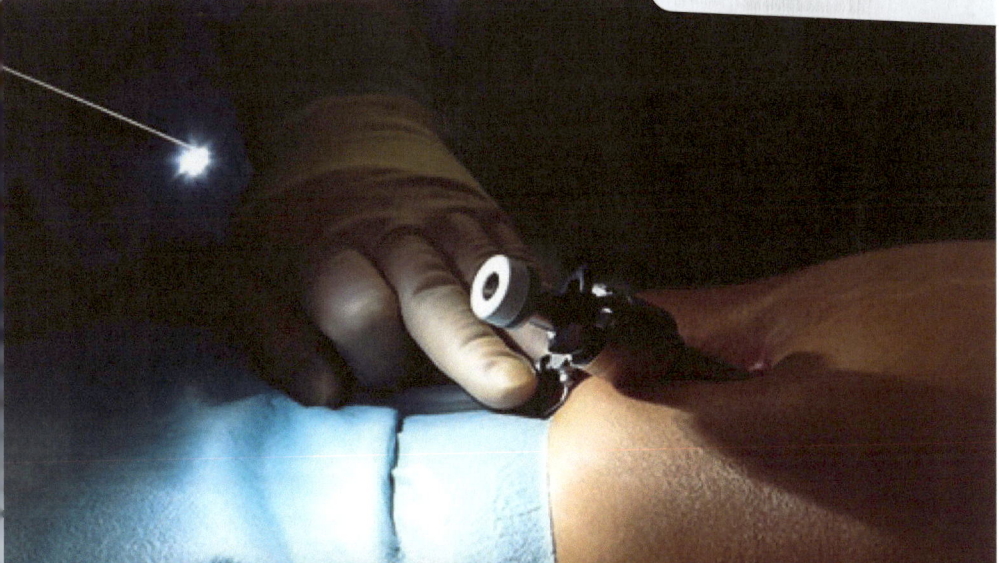

Enfoque quirúrgico de la DIE

Laura Cánovas López
Ana Carmona Barnosi
Vanesa García Soria

Recopilación de casos clínicos de endometriosis pélvica profunda (DIE, deep infiltrating endometriosis) y su resolución quirúrgica.

Servicio de Ginecología y obstetricia. Hospital Universitario Virgen de la Arrixaca

PRIMER AUTOR Y DIRECTOR: Laura Cánovas López

RESTO DE AUTORES:

Ana Carmona Barnosí
Vanesa García Soria
Maria Luisa Sánchez Ferrer
Patricia Pastor Pérez
Sergio Juan Cánovas López
Eloy Cánovas Baños
Aníbal Nieto Díaz
Jaime Mendiola Olivares
Alberto Manuel Torres Cantero
Juan Luján Mompean
Quiteria Hernández Agüera
Guillermo Gómez Gómez
Critobal Moreno Alarcón
José Félix Escudero Bregante
Matilde Fuster Quiñonero
Antonio Martínez Mendoza
Mª Carmen Llanos Llanos
Oscar Cánovas López
Mario Cánovas Baños
Ruben Taboada Martín

ISBN-13:978-1534975897

ISBN-10:1534975896

Edición:

    Amazon.
    Createspace Independent Publishing Platform.
    BooksInPrint.com.

ÍNDICE

1. Endometriosis ovárica Vs Estruma ovarii
2. Endometriosis severa
3. Endometriosis atípica
4. Endometriosis de difícil diagnóstico ecográfico
5. Endometriosis en el contexto de aborto bioquímico
6. Endometriosis como hallazgo casual
7. Endometriosis con clínica de difícil control
8. Endometriosis infiltrante
9. Endometriosis muy sintomática

Endometriosis ovárica Vs Estruma ovarii

Caso clínico

Mujer de 41 años diagnosticada de endometriosis ovárica derecha en 2013. La paciente presenta una dismenorrea, dispareunia y disquecia de 10/10, disuria de 7/10 y dolor pélvico crónico 4-5 días al mes de 10/10. A la exploración el útero es móvil y no doloroso. No se palpan anejos. Los parametrios y el fondo de saco de Douglas están libres, y el tabique rectovaginal, íntegro. Ecográficamente, se mantiene estable durante las revisiones (endometrioma derecho de unos cuatro centímetros). Presenta unos marcadores tumorales elevados, pero que también se mantienen estables en las analíticas de control: Ca 125: 112 UI/ml; HE4. 97 UI/ml; Fórmula ROMA: 30.7.

La cirugía se postpone ya que la paciente está pendiente de tiroidectomía total y vaciamiento central por carcinoma papilar de tiroides.

En ecografías posteriores se detecta un pólipo endometrial de 13 x 7 mm con eje vascular posterior. Frente al diagnóstico de pólipo endometrial, se indica histeroscopia, tomándose biopsia del pólipo, sin poder realizar la exéresis completa. Se indica entonces histeroscopia quirúrgica en el momento de la cirugía anexial.

Endocrinología sugiere el diagnostico diferencial con un Estruma ovarii ya que en los estudios de seguimiento postquirúrgicos se observa una captación de yodo radiactivo en la masa anexial derecha, hasta ahora catalogada como endometrioma.

Indicación quirúrgica y cirugía

La paciente, que es secundigesta con dos partos previos, expresa no haber concluido aun su deseo genésico. Se completa estudio preoperatorio con TAC y preanestesia y se incluye a la paciente en la lista de espera quirúrgica para realizar una anexectomía derecha laparoscópica con exéresis completa de endometriosis.

En un primer tiempo, se realiza polipectomía endometrial y endocervical histeroscópicas con energía bipolar, que cursan sin incidencias. A continuación, se procede a la laparoscopia. Se visualiza endometrioma de unos cuatro centímetros en ovario derecho, sin otro focos de endometriosis ni síndrome adherencial. El útero se presenta hipertrófico, probablemente adenomiótico. Se toma muestra de líquido peritoneal para estudio citológico y se procede a la exéresis con biclamp y tijera de anejo derecho, que cursa sin incidencias. El diagnóstico quirúrgico es de endometriosis grado III moderada, según la clasificación de la American Society for Reproductive Medicine.

Anatomía patológica

La anatomía patológica descarta el diagnóstico de Estruma ovarii y confirma las sospechas iniciales, informando de endometriosis quística ovárica sin rasgos atípicos. La citología del líquido peritoneal es negativa y los pólipos se catalogan como benignos.

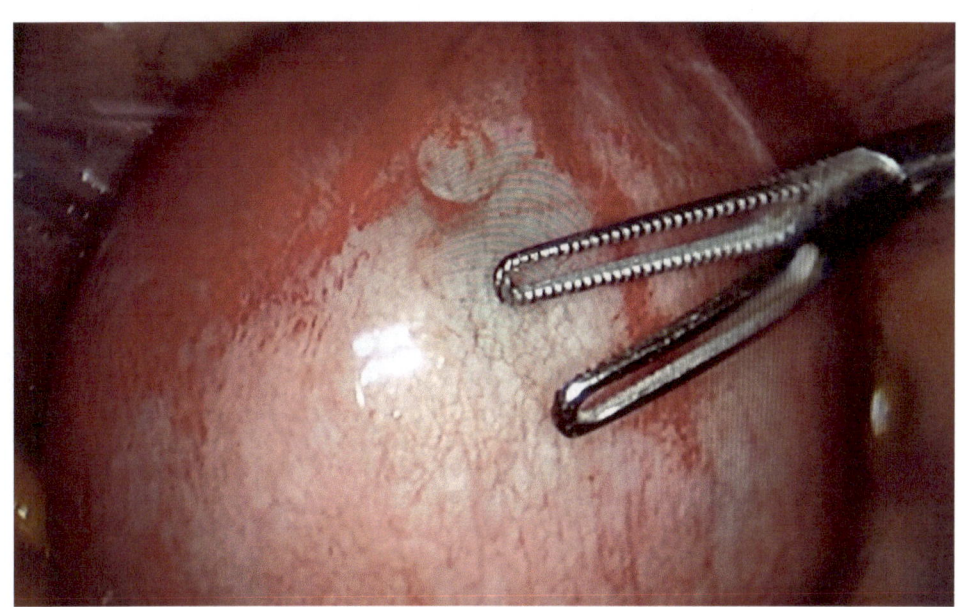
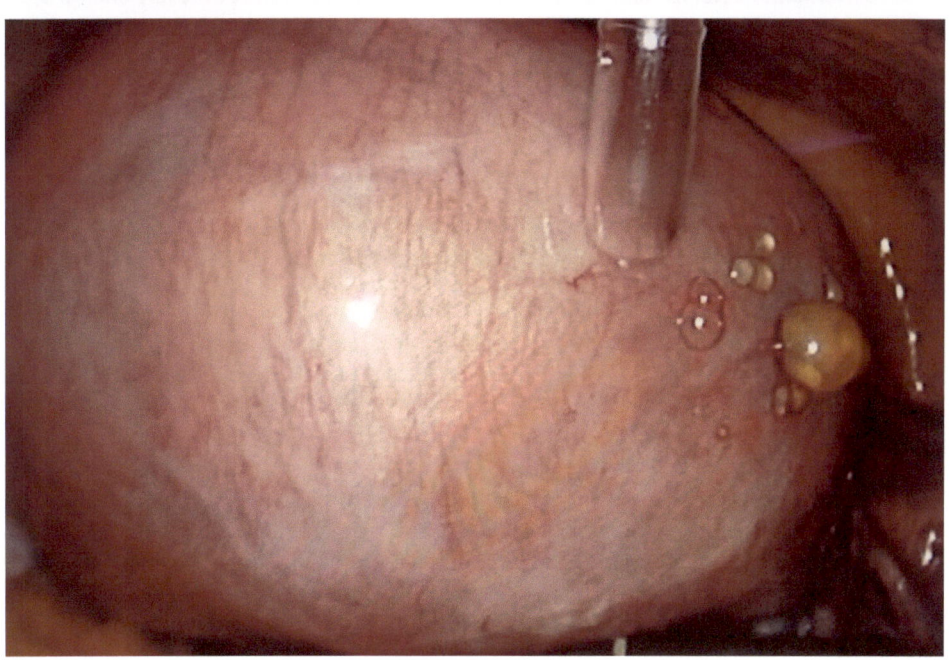

2 Endometriosis severa

Caso clínico

Mujer de 43 años diagnosticada de endometriosis en 2014. La paciente no presenta alergias conocidas ni antecedentes médico-quirúrgicos de interés. Es secundigesta con dos partos previos y tiene cumplidos sus deseos genésicos. No presentó esterilidad primaria.

La paciente presenta una dismenorrea de 8/10, sin referir otra sintomatología acompañante. A la exploración se tacta un útero difícil de delimitar y doloroso a la palpación. El Douglas impresiona de estar ocupado por una tumoración quística, no móvil, de unos 8-10 centímetros y que resulta molesta al tacto. El tabique recto-vaginal parece estar íntegro.

Se realiza ecografía ginecológica que muestra un útero de posición, tamaño y ecoestructura normales. Se diagnostica de endometriosis ovárica bilateral compleja con endometriomas de considerable tamaño e importante síndrome adherencial.

Se completa estudio con marcadores tumorales, urografía intravenosa y enema opaco de doble contraste. La urografía presenta signos de compresión de la cara superior de la vejiga y desplazamiento del uréter derecho, por masa pélvica. El enema opaco de doble contraste muestra una zona de estrechamiento permanente en unión rectosigmoidea de probable causa adherencial.

Intervención quirúrgica

La paciente se propone para una histerectomía abdominal total con doble anexectomía y exéresis completa de endometriosis por laparotomía.

En el acto quirúrgico se evidencian dos endometriomas de unos 8 y 7 cm en sendos ovarios izquierdo y derecho, que se encuentran adheridos entre sí y al retrocérvix, obliterando el Douglas. Se objetiva un importante síndrome adherencial a expensas, fundamentalmente, de firmes adherencias a recto-sigma. Las trompas están obliteradas con hidrosalpinx bilateral. Se encuentra además un nódulo endometriósico de unos tres centímetros en recto superior, que no parece infiltrar mucosa a la palpación, así como varios implantes profundos en plica vesicouterina y epiplón. Se procede a la cirugía tal y como estaba prevista, y pese a su alta complejidad, cursa sin incidencias. El diagnóstico quirúrgico es el de endometriosis severa grado IV con puntuación de 180 en la clasificación de la American Society for Reproductive Medicine.

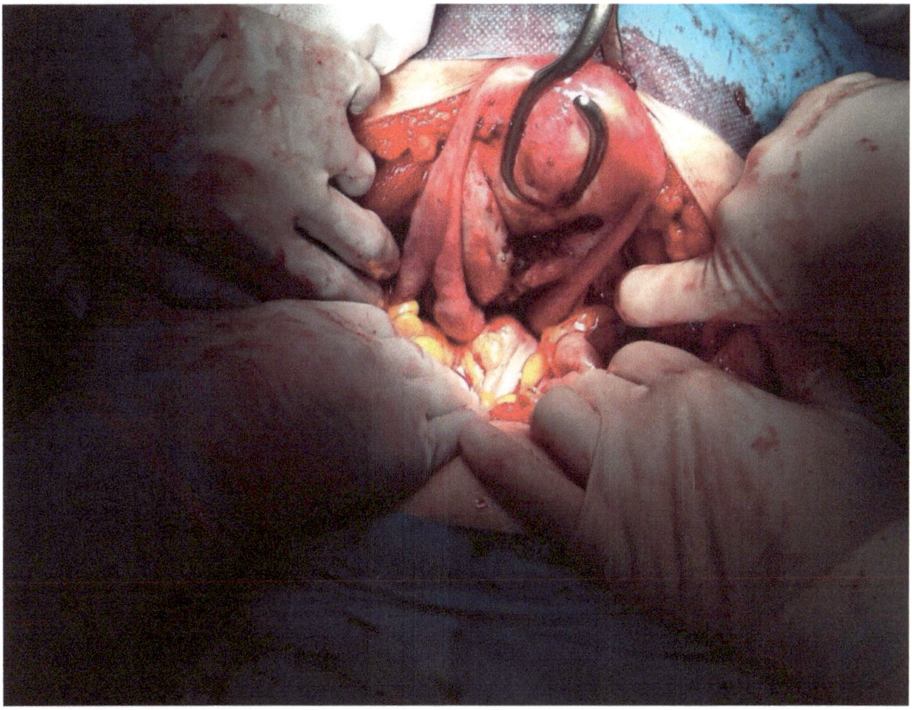

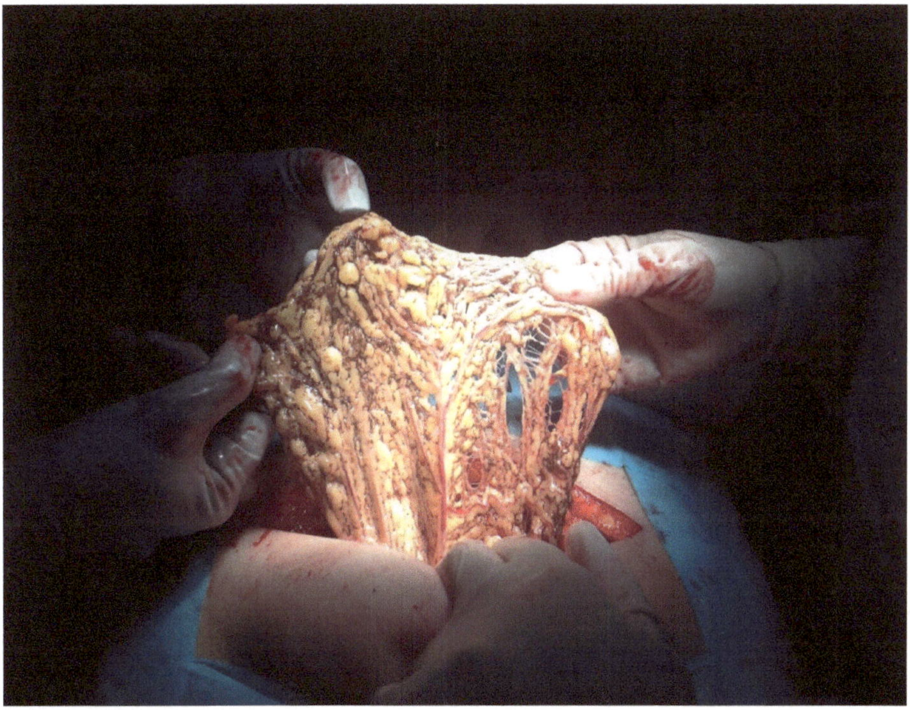

3. Endometriosis atípica

Caso clínico

Mujer de 20 años, nuligesta y sin antecedentes de interés, que consulta en Urgencias por dolor abdominal postprandial con vómito asociado. Nunca se había realizado una revisión ginecológica. Se realiza ecografía abdominal que muestra hallazgos compatibles con apendicitis aguda así como una lesión de características quísticas parauterina, probablemente dependiente de ovario derecho. Es valorada por Cirugía general y posteriormente por Ginecología.

Previamente asintomática. A la exploración, se aprecia un útero móvil, no doloroso. No se palpan masas anexiales.

En la ecografía ginecológica se observa un útero y anejo izquierdo normales. El ovario derecho presenta una formación quística de unos 10 centímetros, compatible con endometrioma ovárico, que oblitera el Douglas.

Se solicitan marcadores tumorales con los siguientes resultados: Ca 125 111 UI/ml, Ca 19.9 36 UI/ml, resto de marcadores (alfafetoproteína, CEA y HE4) normales. La paciente presenta además una hormona antimulleriana de 6.82 ng/ml.

Se solicita RMN donde se corrobora la presencia de una masa quística de origen anexial derecho y plantea el diagnóstico diferencial entre neoplasia de ovario (cistoadenoma) y endometrioma.

Indicación quirúrgica y cirugía

Ante los hallazgos encontrados y bajo la sospecha de endometriosis ovárica, la paciente se programa de forma preferente para la realización de una exéresis completa de endometriosis con preservación del aparato genital vía laparoscópica.

Durante la intervención quirúrgica se objetiva un fondo de saco de Douglas obliterado por la presencia de endometrioma bilobulado de unos 12 cm en ovario derecho y firmemente adherido a anejo contralateral y región retrouterina. Se observan además varios nódulos de infiltración profunda en plica vesicouterina, ligamento ancho y uterosacro izquierdos. La cúpula diafragmática también presenta múltiples focos de endometriosis. Se procede a la exéresis del endometrioma y del resto de implantes tal y como estaba previsto.

Resultados postquirúrgicos

La anatomía patológica informa de un endometrioma ovárico derecho, con mínima atipia citológica e índice de proliferación celular Ki-67 del 10, que junto a la pérdida focal de la proteína BAF250A podría orientar a endometriosis atípica. También se confirma el diagnóstico de endometriosis del resto de implantes resecados.

La recuperación quirúrgica y la evolución postoperatoria cursan de forma favorable. Los marcadores tumorales se normalizan (Ca 19.9 10 UI/mL y Ca 125 9UI/mL), mientras que la antimulleriana desciende como resultaba esperable a 3.24 ng/ml tras la cirugía.

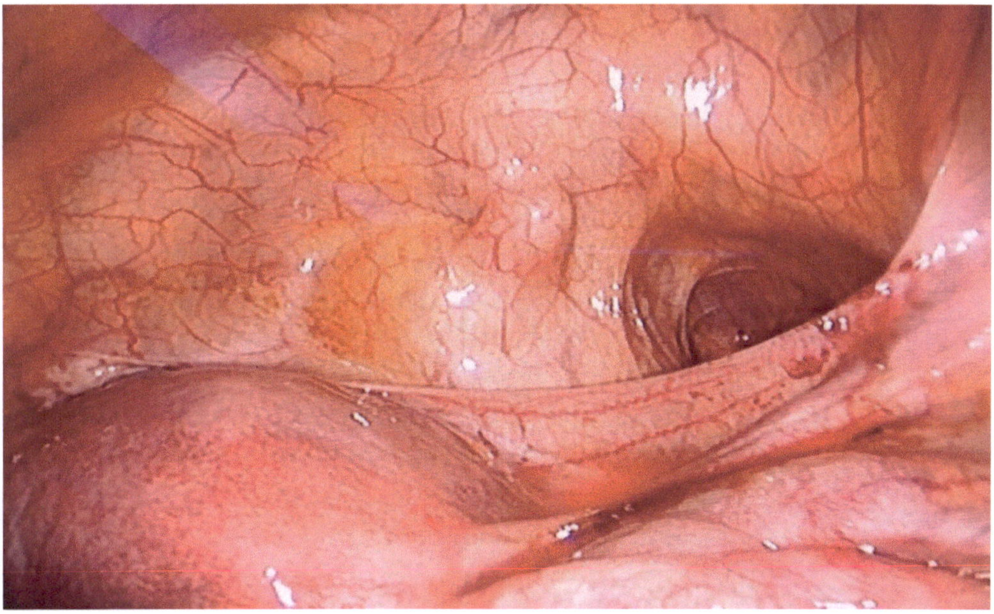

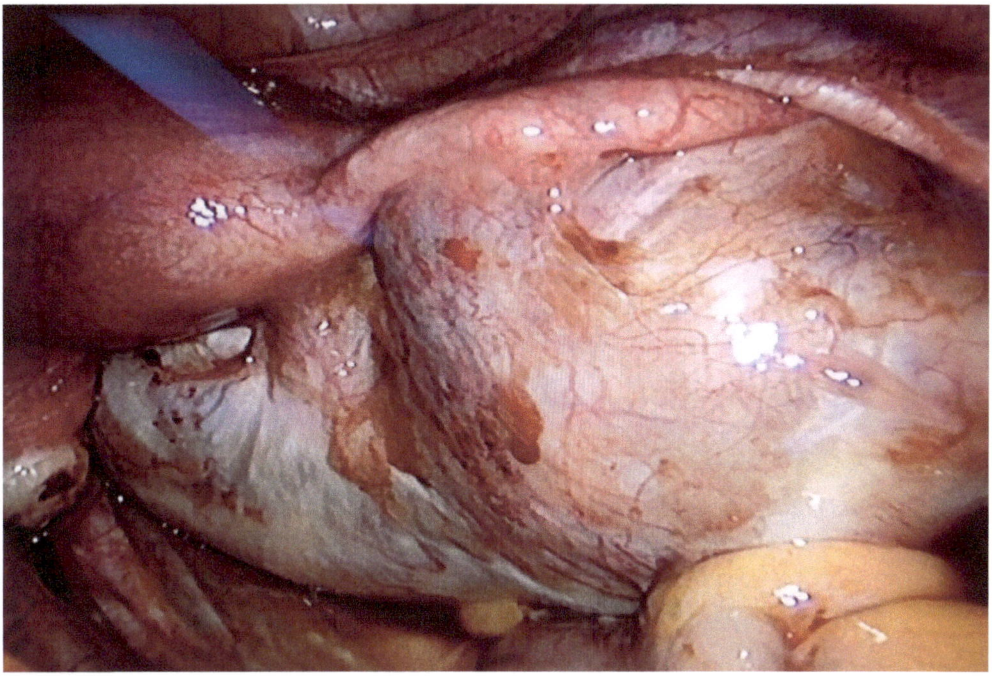

4. Endometriosis de difícil diagnóstico ecográfico

Caso clínico

Mujer de 36 años, fumadora de 40 cigarrillos/día y con antecedente de trombosis venosa profunda en miembro inferior izquierdo, a la que se le detecta por ecografía una imagen en ovario derecho de unos 3 centímetros que impresiona de formación funcional.

Se realiza seguimiento de la imagen ecográfica y ante su persistencia en el control sucesivo se solicitan marcadores tumorales. La analítica revela un HE4 elevado (93 UI/ml) y fórmula ROMA de 22.36. El resto de marcadores (Ca 125, Ca 19.9, CEA y alfafetoproteína) son normales.

En todo momento, la paciente se encuentra asintomática. A la exploración, se aprecia un útero móvil, no doloroso y se consigue palpar anejo izquierdo.

En un período de seis meses, la imagen anexial alcanza unos cinco centímetros de tamaño y se cataloga de formación quística izquierda compatible con cistoadenofibroma.

Decisión quirúrgica e intervención

El caso es presentado ante el Comité y se decide laparoscopia diagnóstico-terapéutica con cirugía conservadora del quiste.

En el acto quirúrgico se evidencia un importante síndrome adherencial pélvico, con adherencias firmes que engloban tabique rectovaginal, uterosaco derecho, ligamento ancho y ovario ipsilateral. Se encuentra un quiste de unos dos centímetros en ovario derecho que impresiona de endometrioma ovárico. En el ovario izquierdo, por su parte, se objetivan dos pequeños endometriomas de un centímetro aproximadamente y un quiste de unos cuatro centímetros de aspecto seroso.

Se procede a la realización de una quistectomía izquierda y la exéresis completa de la endometriosis por vía laparoscópica. El diagnóstico quirúrgico es el de cistoadenoma seroso junto con endometriosis profunda (puntuación de 110 en la clasificación de la American Society for Reproductive Medicine).

Anatomía patológica

El informe de anatomía patológica confirma la sospecha diagnóstica quirúrgica. Habla de la presencia de un quiste seroso simple benigno y de un quiste hemorrágico con características focales encuadrables en un endometrioma ovárico.

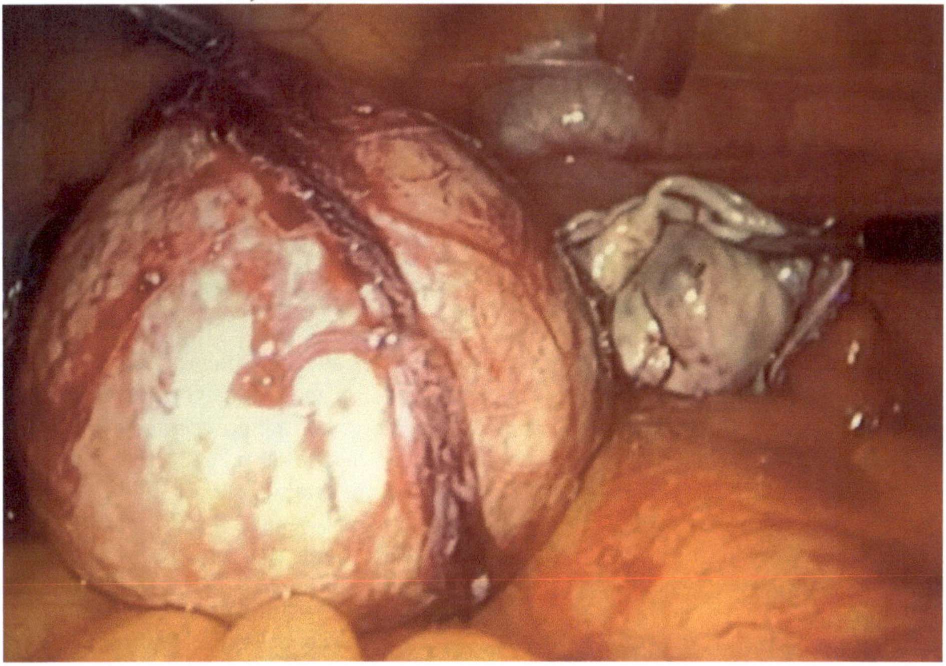

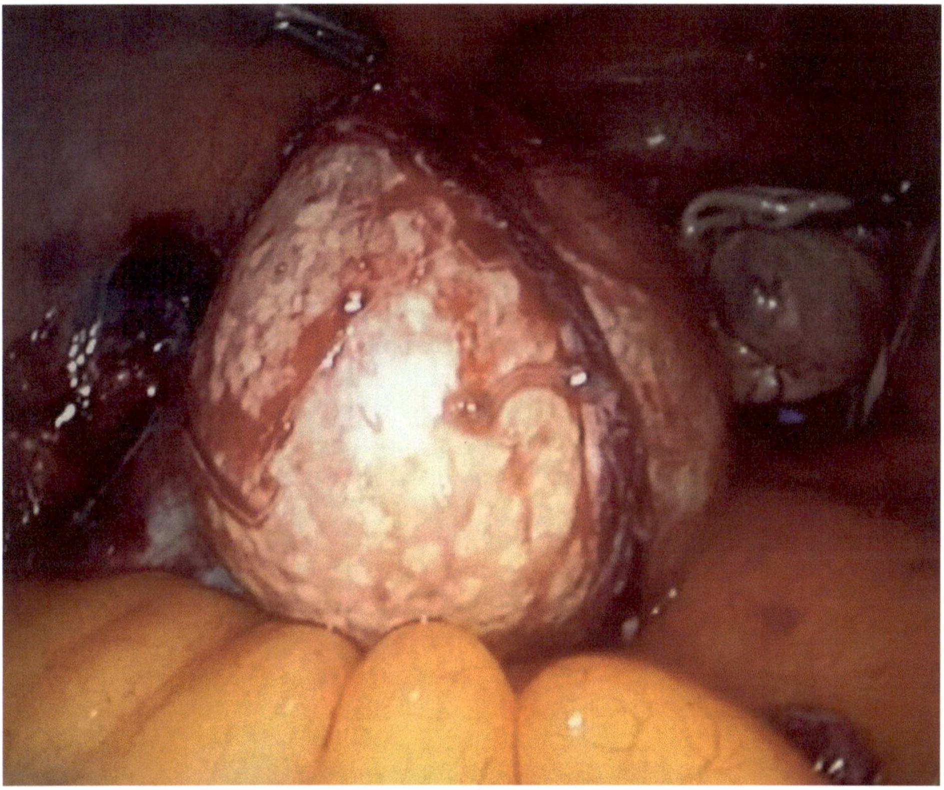

Endometriosis en el contexto de aborto bioquímico

Caso clínico

Mujer de 35 años, sin antecedentes de interés, es diagnosticada de endometriosis en 2014. La paciente ha estado en tratamiento con anticonceptivos orales cíclicos (etinilestradiol + drospirenona).

Presenta una dismenorrea y dolor pélvico ocasional de 10/10 que le obliga a tomar antiinflamatorios pautados cada 8 horas desde los últimos dos meses. No presenta dispareunia ni disuria ni disquecia. No ha buscado nunca embarazo.

Se realiza ecografía que muestra una formación anexial izquierda compleja y de diagnóstico difícil, compatible con un endometrioma complejo, sin poder descartarse otras causas. Se diagnostica inicialmente de síndrome adherencial pélvico grave y endometriosis profunda. Se solicita beta-HCG que resulta ser de 660 UI/l. Este valor se explica en el contexto de un aborto bioquímico. Ante esta situación se decide repetir el estudio ecográfico tras finalizar el período gestacional ya que en ocasiones se pueden originar imágenes que distorsionan el proceso real. Mientras tanto, se pauta tratamiento con dienogest.

Se solicitan marcadores tumorales y se realizan controles ecográficos seriados. Presenta un Ca 125 62 UI/ml, que llega a aumentar a 70 UI/ml. El resto de marcadores son normales.

La imagen ecográfica evoluciona en tres meses de una formación quística de unos 15 mm en ovario izquierdo a una imagen de unos 3cm de diagnóstico incierto (endometrioma complejo frente a tumoración borderline).

Intervención quirúrgica

La paciente es propuesta para anexectomía izquierda laparoscópica con biopsia intraoperatoria y exéresis completa de endometriosis.

Durante el acto quirúrgico, se objetiva un importante síndrome adherencial con plica vesicouterina firmemente adherida a sigma y englobando útero y anejo izquierdo en su totalidad. Se observa además un nódulo profundo endometriósico en ligamento uterosacro izquierdo que no parece infiltrar mucosa ni rectal ni de sigma pese a que esta fuertemente adherido a estas estructuras. Se procede a realizar la adhesiolisis y la restauración de la normal anatomía pélvica previamente a la anexectomía. Telefónicamente, informan de la benignidad de la biopsia intraoperatoria, con resultado definitivo de endometriosis sin signos de atipia. El diagnóstico quirúrgico es de endometriosis profunda estadio IV (puntuación de 124 en la clasificación de la American Society for Reproductive Medicine).

Implicaciones reproductivas

Se realiza estudio de hormona antimulleriana pre y postquirúrgica siendo sendos valores de 0'09 y 0'02. Actualmente está siendo seguida en la unidad de reproducción.

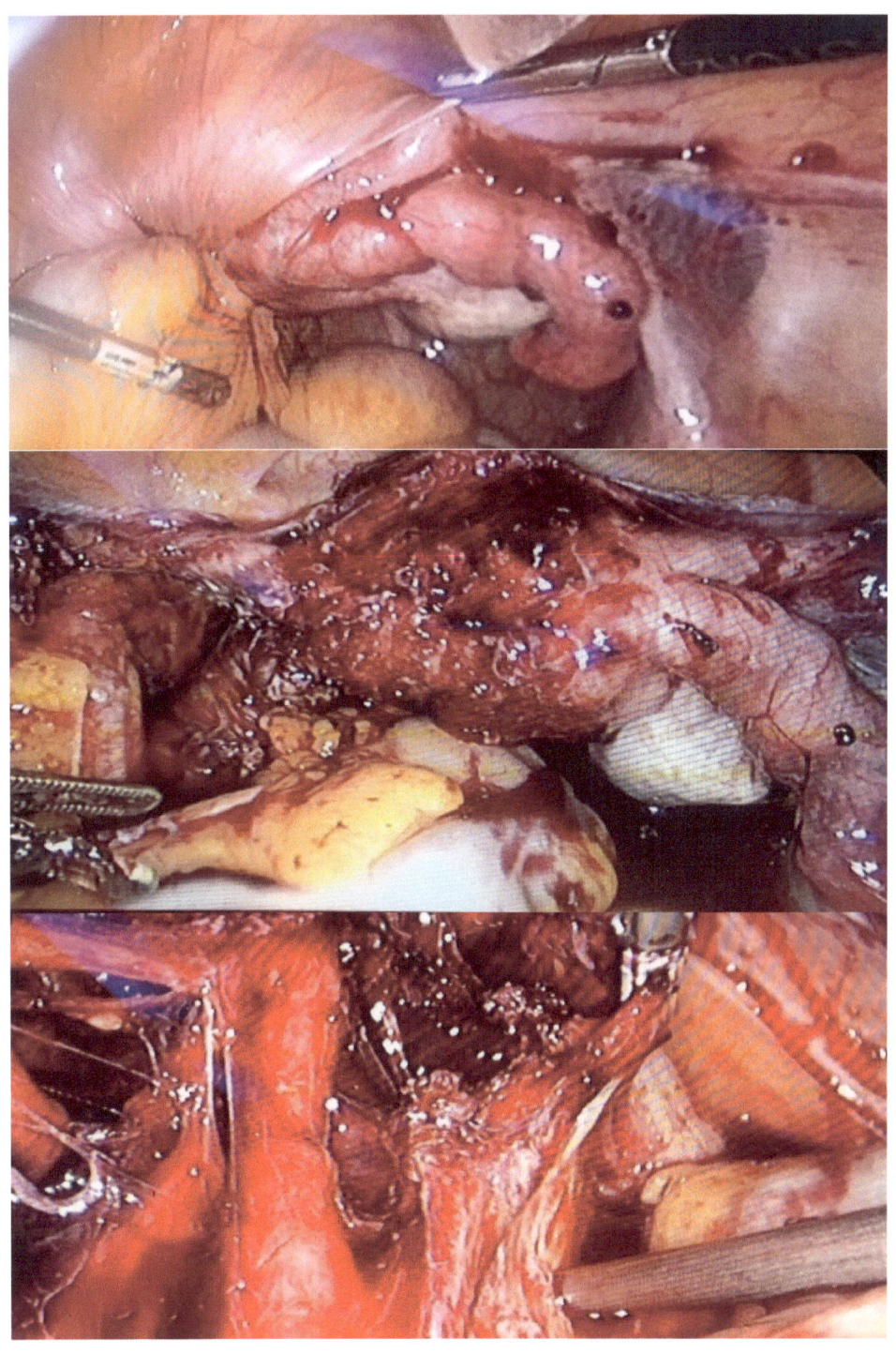

6. Endometriosis como hallazgo casual

Caso clínico

Mujer de 35 años, sin antecedentes de interés, es diagnosticada de endometriosis tras hallazgo casual en ecografía de endometrioma ovárico derecho de 7 cm.

La paciente se encuentra asintomática. A la exploración, el útero se presenta móvil y no doloroso. No se palpan anejos. Los parametrios y el fondo de saco de Douglas parecen estar libres. El tabique rectovaginal está íntegro.

Se pauta tratamiento con Dienogest y se reevalúa a los meses. Ante la persistencia de marcadores tumorales elevados (Ca 125 199UI/ml y alfafetoproteína 24 UI/ml) y la no reducción de tamaño del quiste, se decide indicar tratamiento quirúrgico.

Intervención quirúrgica

La paciente es propuesta para exéresis completa de endometriosis pélvica con preservación del aparato genital.

Los hallazgos quirúrgicos incluyen, además del endometrioma de siete centímetros en ovario derecho, varios implantes endometriósicos en ligamento ancho posterior derecho y ligamento uterosacro izquierdo. El ovario contralateral es normal. Se evidencia también un leve hidrosalpinx bilateral y un útero con focos de adenomiosis en la cara posterior. El resto de la cavidad abdominal es normal.

Se procede a la escisión de los focos de endometriosis, como estaba previsto, y se envía de forma intraoperatoria el quiste ovárico. Informan telefónicamente de benignidad. La anatomía patológica definitiva confirma el diagnóstico de endometriosis sin focos de atipias.

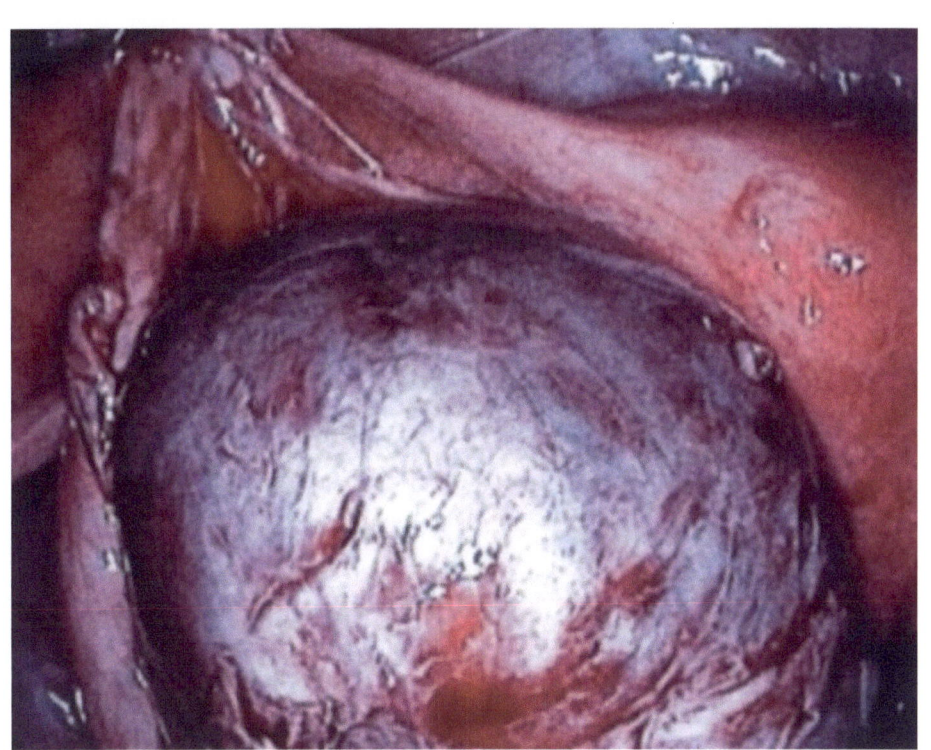

Endometriosis con clínica de difícil control

Caso clínico

Mujer de 37 años, fumadora, alérgica al látex y con rinitis alérgica como único antecedente médico de interés, que inicia seguimiento por parte de ginecología a raíz de una tumoración anexial derecha de unos cuatro centímetros catalogada inicialmente como endometrioma.

La paciente tiene cumplidos sus deseos genésicos. Es cuartigesta con tres partos previos y un aborto. Refiere revisiones ginecológicas previas normales.

La paciente refería historia de dismenorrea y dolor pélvico crónico ocasional (a menudo, periovulatorio). Se pauta tratamiento con anticonceptivo oral (Etinilestradiol + Drospirenona) con el cual la paciente refiere una mejoría del dolor. En un nuevo control ecográfico, la imagen se revela como sólido-quística, con porción sólida hiperrefringente, que pone en duda el diagnóstico inicial. La sospecha ecográfica es de teratoma ovárico.

Se solicitan marcadores tumorales que revelan un HE4 elevado (114 UI/ml). No obstante, el resto de marcadores tumorales (CEA, Ca 125, Ca 19.9) así como la fórmula ROMA son normales.

Intervención quirúrgica

Ante los nuevos hallazgos, se decide adoptar una actitud quirúrgica. Se pacta con la paciente la realización de una anexectomía derecha laparoscópica. En el quirófano, se objetiva la ya conocida tumoración anexial derecha, junto con cierto grado de adherencias pélvicas. En dicha formación se aprecia una nodulación de consistencia dura de unos dos centímetros. Durante el proceso quirúrgico, acontece la apertura accidental del quiste, liberando material de aspecto achocolatado, que de visu ya parece confirmar el diagnóstico inicial.

Resultados postoperatorios

La anatomía patológica informa de la presencia concomitante de un endometrioma y un fibroma de unos 2.5cm en el ovario derecho.

Tras la cirugía, la paciente no queda completamente asintomática. Persiste dismenorrea (4/10), dispareunia (3/8) y dolor pélvico crónico ocasional (8/10 en 5-6 ocasiones al mes). Se decide suspender los anticonceptivos orales, ante la persistencia del hábito tabáquico por parte de la paciente pese a las recomendaciones médicas. En su lugar, se propone tratamiento con un dispositivo intrauterino liberador de levonorgestrel, con el que alega cierta mejoría clínica.

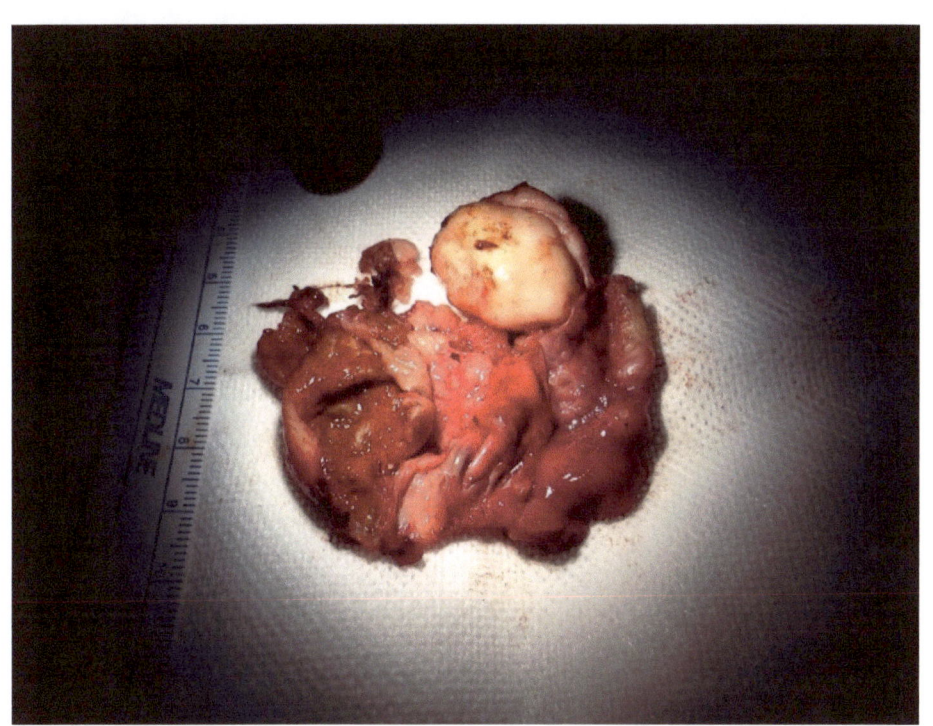

8. Endometriosis infiltrante

Caso clínico

Mujer de 39 años con diagnóstico de endometriosis desde hace más de una década. En 2004 fue intervenida de cirugía conservadora de endometriosis pélvica por laparotomía. Desde entonces, ha recibido tratamiento con distintos anticonceptivos orales, incluyendo dienogest. La importante sintomatología de la paciente la llevó a consultar en varias ocasiones en urgencias, requiriendo analgesia intravenosa.

La paciente es fumadora y sin otros antecedentes de interés a parte de los ya comentados. Es nuligesta. Tiene un hijo adoptado tras diagnóstico de esterilidad primaria y cinco FIV fallidas (tanto ICSI como dos ovodonaciones).

Analíticamente, presenta una hormona antimulleriana de 0.53 ng/ml, Ca 125 98 UI/ml y HE4 61 UI/ml. El resto de marcadores tumorales son normales. Ecográficamente, se observa un útero con adenomiosis en la cara posterior. El ovario derecho presenta un aspecto normal, pero se encuentra adherido al útero. El ovario izquierdo, también adherido, muestra una imagen compatible con endometrioma ovárico. También se observa en el fondo de saco de Douglas, focos de endometriosis y líquido encapsulado, junto a otros implantes endometriósicos en ligamento uterosacro izquierdo y en tabique rectovaginal. Ante estos hallazgos y la clínica de la paciente, se sospecha una endometriosis pélvica profunda y se decide intervenir.

La paciente es propuesta para una histerectomía abdominal total junto con doble anexectomía, por laparotomía. Previamente a la intervención, se solicita estudio con RMN para la evaluación de los compartimentos lateral y posterior. El estudio de imagen define la presencia de endometriosis a nivel de ambos ovarios con extensión a recto superior y fascia presacra.

Intervención quirúrgica

Durante la cirugía, se objetiva un grave síndrome adherencial que ocupa totalmente el fondo de saco de Douglas y deteriora la anatomía pélvica por completo. Engloba el espacio retrocervical y ambos uterosacros. El recto medio y superior queda infiltrado por un nódulo profundo de unos dos centímetros, angulándolo. El útero no impresiona de adenomiótico, si bien se observa algún pequeño mioma subseroso. Los anejos se encuentran adheridos a uréteres, que sin embargo, no parecen infiltrados. En el compartimento anterior, aparece un nódulo de unos 5mm en plica vesicouterina que asciende hacia la vejiga sin infiltrarla. Ante los hallazgos, se decide realizar la intervención de forma conjunta con Cirugía General. Primeramente, se procede a la adhesiolisis y al restablecimiento de la normal anatomía pélvica. Con gran cuidado, se entra a retroperitoneo y se lleva a cabo la minuciosa disección del recto-sigma y de ambos uréteres hasta su cruce con las arterias uterinas. Posteriormente, se realiza la histerectomía y doble anexectomía que estaba prevista. Con la colaboración de Cirugía General, se efectúa una colonoscopia intraoperatoria, la cual pone de manifiesto la ausencia de estenosis luminal. Finalmente, se procede a la realización de saving rectal, sin llegar a mucosa. El recto queda libre y móvil. El diagnóstico quirúrgico es el de endometriosis pélvica infiltrante. La anatomía patológica definitiva confirmará las sospechas clínicas.

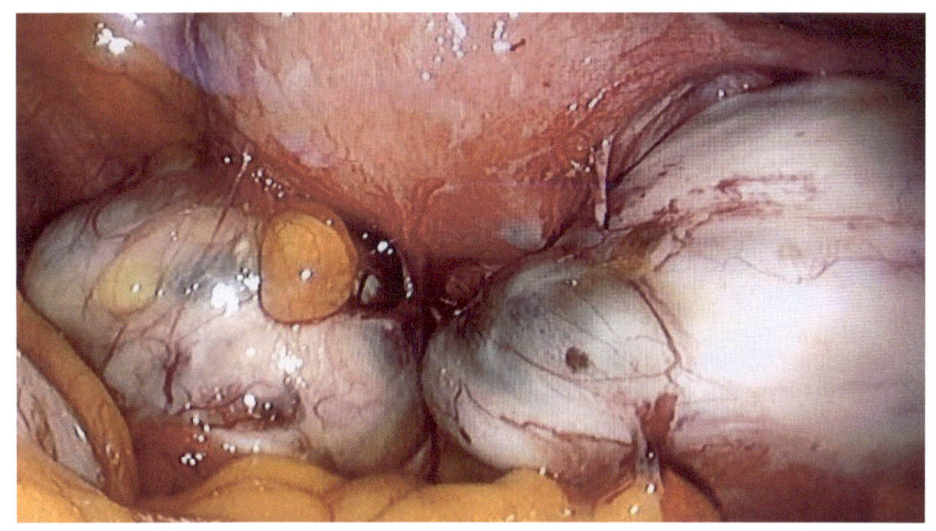

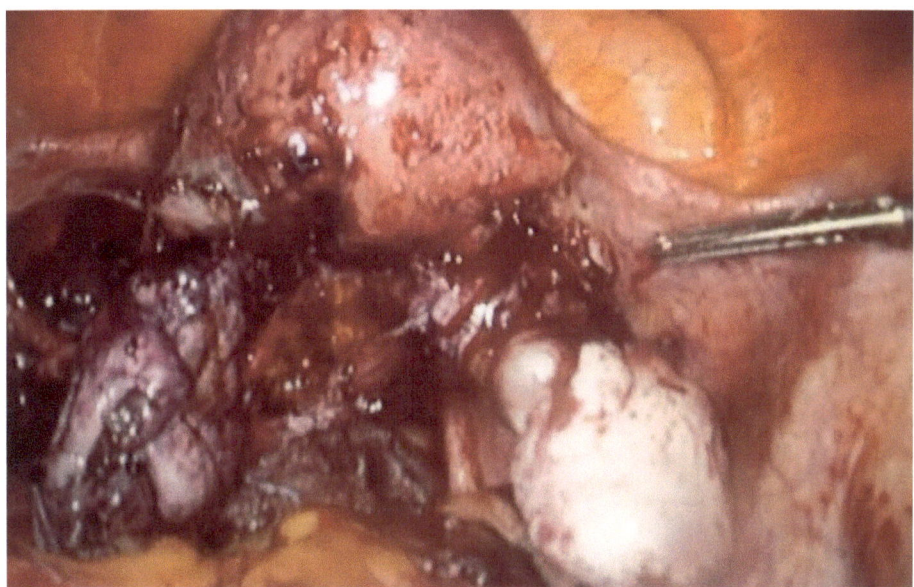

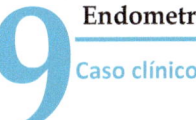 **Endometriosis muy sintomática**
Caso clínico

Mujer de 44 años, sin hábitos tóxicos ni antecedentes de interés, presenta clínicamente una endometriosis pélvica profunda muy sintomática que la ha llevado a recibir tratamiento con análogos de la GnRH y tibolona.

A la exploración presenta un útero poco móvil, con parametrios y fondo de saco de Douglas libres. No se palpan anejos y el tabique recto-vaginal impresiona de estar íntegro.

En la ecografía, se observa una masa anexial derecha de unos seis centímetros compatibles con endometrioma ovárico. Entre otros hallazgos, destacan además un fondo de saco de Douglas ocluido, con un asa intestinal fija y adherida a la cara posterior uterina. Se cataloga de endometriosis ovárica y pélvica profunda con síndrome adherencial.

Presenta una elevación del Ca 125 (95 UI/ml). El resto de los marcadores tumorales solicitados (alfafetoproteína, Ca 19.9 y CEA) son normales.

Con miras a un desenlace quirúrgico, se realiza resonancia magnética en la que se visualiza el endometrioma conocido y descarta la presencia de afectación rectal y vesical. Se decide tomar una actitud quirúrgica y la paciente se propone para histerectomía abdominal total, doble anexectomía y exéresis completa de endometriosis por vía laparoscópica.

Intervención quirúrgica

En el acto quirúrgico, se revela una pelvis obliterada por un gran síndrome adherencial que engloba útero, retrocérvix, tabique rectovaginal, ligamento ancho posterior y ambos anejos, con obliteración total de las fimbrias. El sigma se encuentra firmemente adherido al nódulo retrocervical, sin estenosis aparente. Pese a la dificultad técnica, la intervención cursa sin incidencias. La endometriosis se estudia siguiendo la clasificación de la American Society for Reproductive Medicine y alcanzando una puntuación de 166 (estadio IV severo).

Anatomía patológica

La anatomía patológica informa de endometriosis ovárica bilateral, sin focos proliferativos ni atípicos, sin otras alteraciones en útero.

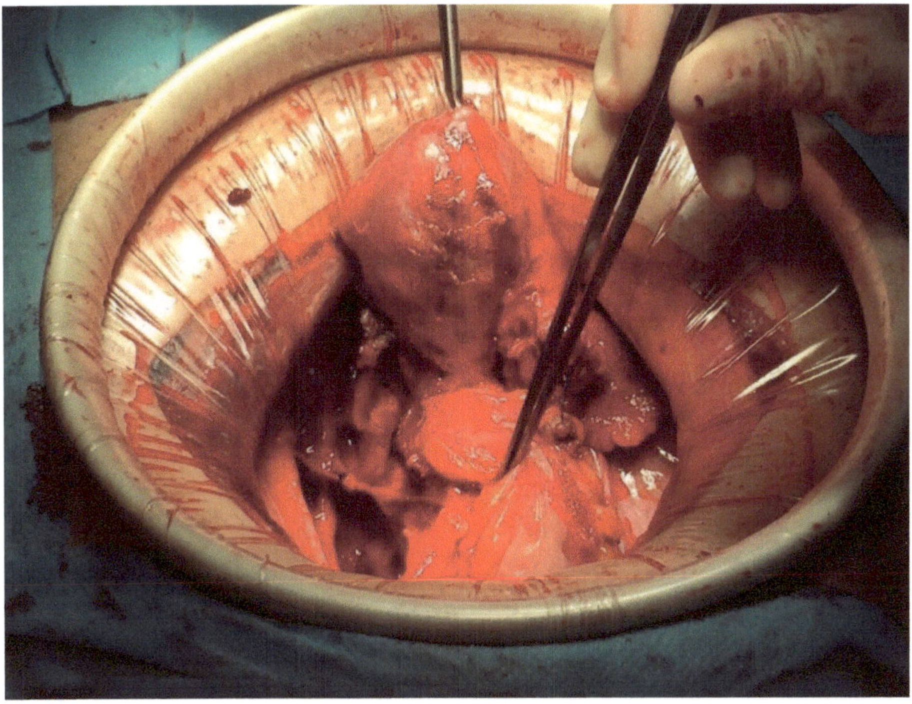

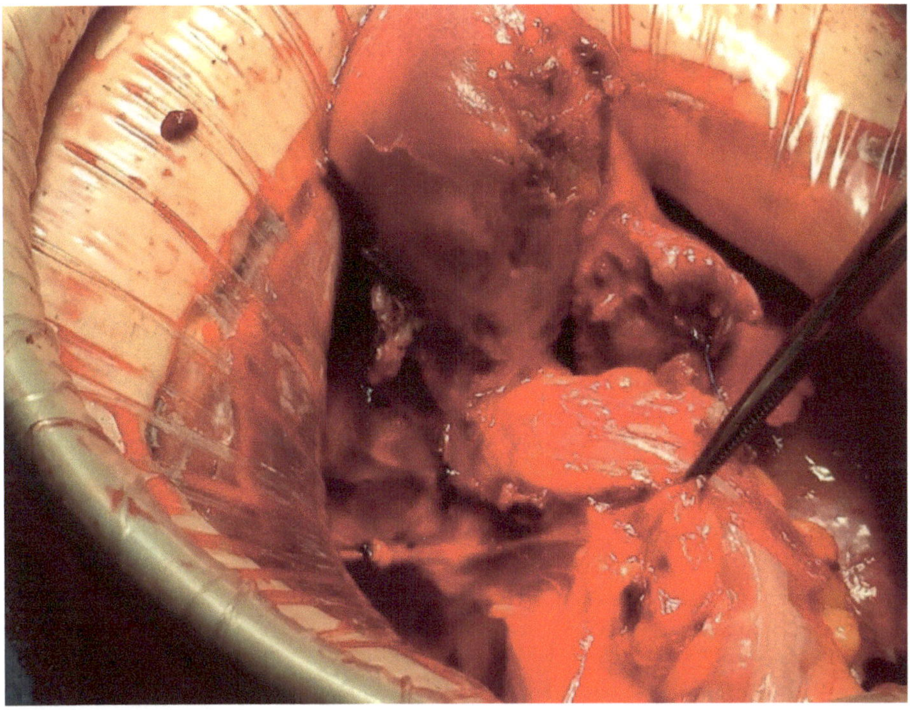

23

BIBLIOGRAFÍA

1. American Fertility Society Classification of Endometriosis (Revised). *Fertility and Sterility.* 1985; 43:351-352.
2. Broer SL, van Disseldorp J, Broeze KA, Dolleman M, Opmeer BC, Bossuyt P, Eijkemans MJC, Mol BWJ, Broekmans FJM, Anderson RA et al. Added value of ovarian reserve testing on patient characteristics in the prediction of ovarian response and ongoing pregnancy: an individual patient data approach. Hum Reprod Update 2013;19:26–36.
3. Broer SL, Dolleman M, van Disseldorp J, Broeze KA, Opmeer BC, Bossuyt PM, Eijkemans MJ, Mol BW, Broekmans FJ. Prediction of an excessive response in in vitro fertilization from patient characteristics and ovarian reserve tests and comparison in subgroups: an individual patient data metaanalysis. *Fertil Steril* 2013;100:420 – 429.e7.
4. Broer SL, Dolleman M, Opmeer BC, Fauser BC, Mol BW, Broekmans FJM. AMH and AFC as predictors of excessive response in controlled ovarian hyperstimulation: a metaanalysis. *Hum Reprod Update* 2011;17:46–54.
5. Broer SL, van Disseldorp J, Broeze KA, Dolleman M, Opmeer BC, Bossuyt P, Eijkemans MJC, Mol BWJ, Broekmans FJM, Anderson RA et al. Added value of ovarian reserve testing on patient characteristics in the prediction of ovarian response and ongoing pregnancy: an individual patient data approach. *Hum Reprod Update* 2013;19:26–36.
6. Brosens, I., P. Puttemans, R. Campo, S. Gordts, and J. Brosens. Non- invasive methods of diagnosis of endometriosis. *Current Opinion in Obstetrics & Gynecology.* 2003; 15:519-22.
7. Brosens, I., P. Puttemans, R. Campo, S. Gordts, and K. Kinkel. Diagnosis of endometriosis: Pelvic endoscopy and imaging techniques. *Best Practice & Research.Clinical Obstetrics & Gynaecology.* 2004; 18:285-303.
8. Chapron, C., A. Fauconnier, J.B. Dubuisson, H. Barakat, M. Vieira, and G. Breart. Deep infiltrating endometriosis: Relation between severity of dysmenorrhoea and extent of disease. *Human Reproduction (Oxford, England).* 2003; 18:760-6.
9. Cirkel, U. Medical treatment of symptomatic endometriosis. *Human Reproduction.*1996; 11 Suppl 3:89-101.
10. Giudice, L.C. Clinical practice. Endometriosis. *The New England Journal of Medicine.* 2010; 362:2389-98.
11. La Marca A, Sunkara SK. Individualization of controlled ovarian stimulation in IVF using ovarian reserve markers: from theory to practice. *Hum Reprod Update* 2014; 20:124 -140.
12. Mendiola, J., Roca, M., Mínguez-Alarcón, L., Mira-Escolano, M.P., López Espín J.J., Barrett, E.S., Swan, S.H., Torres-Cantero, A.M.,. Anogenital distance is related to ovarian folicular number in young Spanish women: a cross-sectional. *Environ.Health* 2012; 8;11: 90.
13. Mira-Escolano M, Mendiola J, Mınguez-Alarco_n L, Melgarejo M, Cutillas-Tolın A, Roca M, Lòpez-Esp_ın J, Noguera-Velasco J, Torres-Cantero A. Longer anogenital distance is associated with higher testosterone levels in women: a cross-sectional study. *BJOG.* 2014; 121:1359–1364..
14. Mira-Escolano MP, Mendiola J, Mínguez-Alarcón L, et ál. Anogenital distance of

24

women in relation to their mother's gynaecological characteristics before or during pregnancy. *Reprod Biomed Online*. 2014; 28:209-15.
15. Missmer, S.A., S.E. Hankinson, D. Spiegelman, R.L. Barbieri, L.M. Marshall, and D.J. Hunter. Incidence of laparoscopically confirmed endometriosis by demographic, anthropometric, and lifestyle factors. *American Journal of Epidemiology*. 2004;160:784-96.
16. Seli, E., M. Berkkanoglu, and A. Arici. Pathogenesis of endometriosis. *Obstetrics and Gynecology Clinics of North America.* 2003; 30:41-61.
17. Upson K, Sathyanarayana S, Scholes D, Holt VL. Early-life factors and endometriosis risk. *Fertil Steril*. 2015 ;104(4):964-971.

www.ingramcontent.com/pod-product-compliance
Lightning Source LLC
Chambersburg PA
CBHW040916180526
45159CB00010BA/3087